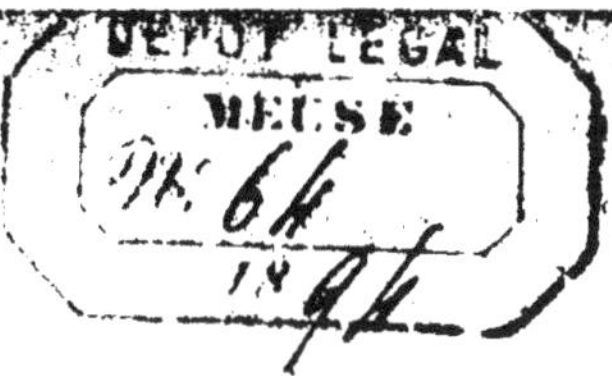

HYGIÈNE ALIMENTAIRE

CONSEILS POUR LA SANTÉ & LA LONGÉVITÉ

SOBRIÉTÉ — VÉGÉTARISME

Par le Docteur **F. NIVELET**, ✻, ✻

Ex Vice-Président du Conseil d'hygiène de l'arrondissement de Commercy;

Ex médecin des Épidémies, etc.

À COMMERCY

H. CABASSE, Libraire-Éditeur

Prix : 1 franc — Expédition franco

1894

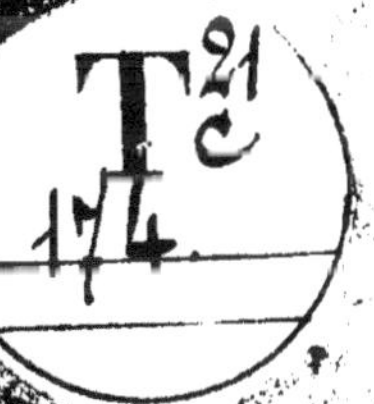

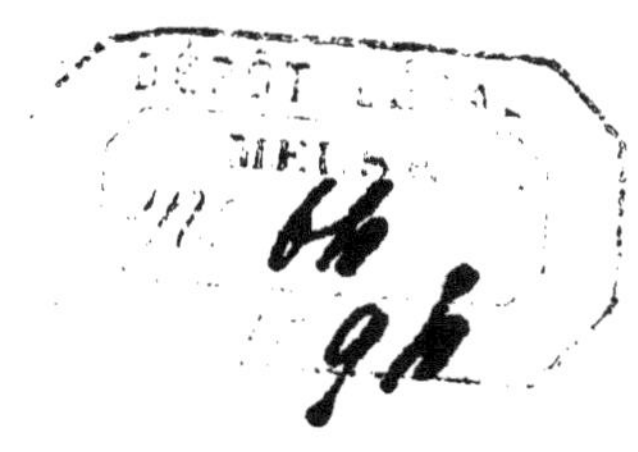

HYGIÈNE ALIMENTAIRE

CONSEILS POUR LA SANTÉ & LA LONGÉVITÉ

SOBRIÉTÉ — VÉGÉTARISME

Par le Docteur **F. NIVELET**, ✠, ✿

Ex Vice-Président du Conseil d'hygiène de l'arrondissement de Commercy ;

Ex médecin des Épidémies, etc.

À COMMERCY

H. CABASSE, Libraire-Éditeur

Prix : 1 franc — Expédition franco

1894

COMMERCY, IMPRIMERIE H. CABASSE

HYGIÈNE ALIMENTAIRE

CONSEILS POUR LA SANTÉ ET LA LONGÉVITÉ

Sobriété et Végétarisme

Le sujet que nous effleurons dans cet opuscule sera accueilli d'une manière bien différente, suivant les esprits et les goûts qu'il rencontrera.

Dans la fournaise de préoccupations où s'agite la société actuelle, le plus grand nombre s'en désintéressera complètement ; et, nous sommes exposé à cette objurgation de la jeunesse et de l'âge mûr : vieillard, passez votre chemin... Nous voulons la vie *courte et bonne!...*

Saluons les sybarites et virons de bord du côté des esprits sérieux et réfléchis. Peut-être quelques-uns s'intéresseront-ils à notre propagande ?

Nos conseils ne sont pas entièrement de notre crû... Ils sont tirés : 1° Des leçons vécues, c'est-à-dire de la mise en pratique de *Cornaro*, l'Italien quasi centenaire; 2° Des nouvelles données du *Végétarisme;* 3° De considérations qui nous sont personnelles.

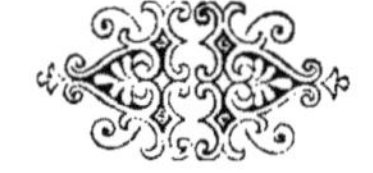

Ire PARTIE — SOBRIÉTÉ

Rien de trop est un point
Dont on parle sans cesse et qu'on n'observe point.

(JEAN DE LAFONTAINE)

Trois siècles se sont écoulés depuis que Louis CORNARO a publié son Livre : DE LA SOBRIÉTÉ — *Conseils pour vivre longtemps.*

Avant de toucher à la partie doctrinale de son œuvre, nous résumerons les phases principales de son existence, d'après l'autobiographie qu'il en a laissée.

Ne dissimulant pas les écarts de sa première période vitale, Cornaro nous apprend que, malgré la faiblesse de sa constitution, il donna, tête baissée, dans les excès de la jeunesse dorée de son temps.

A 35 ans, le délabrement de son estomac, compliqué de douleurs aiguës dans le côté, de goutte, et d'un état fiévreux permanent, constituaient une situation des plus graves. Tous les remèdes prescrits étaient restés inefficaces ; et le malade s'en effrayait, car il le déclare hautement, il tenait beaucoup à la vie.

Devant l'impuissance des remèdes, les médecins avaient déclaré à Cornaro que la seule ressource qui lui restât était de se retrancher dans le régime le plus sobre, dans la réglementation la plus sévère... Il s'y résolut courageusement; et, en moins d'un an, sa santé fut refaite au complet.

Le régime alimentaire qu'il s'imposa, et qu'il suivit dans toute sa rigueur, fut fixé, pour chaque journée, à 12 onces de solides, pain, potages, œufs, quelques viandes ; et à 14 onces de vin ordinaire.

Pendant 40 ans, c'est-à-dire jusqu'à l'âge de 75 ans, ce régime fit le charme de son existence, au moral aussi bien qu'au physique. Il arriva qu'à cette époque son entourage, y compris ses médecins, se préoccupant de sa débilité sénile, le poussèrent à augmenter son alimentation ; et il consentit à porter les aliments solides à 14 onces et les liquides à 16... Mal lui en prit d'avoir cédé à ces suggestions. L'estomac retomba malade, la fièvre reprit tous ses droits, et il fallut plus d'un mois pour réparer les dégâts de ce régime malencontreux.

De cette crise à sa mort, période qui comporte encore près de 25 ans, Cornaro n'eut plus à subir d'état maladif. Bien plus, si ses affirmations ne sont pas susceptibles d'exagération, il faut voir dans son état physiologique un cas tout-à-fait exceptionnel.

Voici la portraiture qu'il se donne à l'âge de 95 ans : — « *Bien portant, vif, joyeux, je mange avec appétit et dors tranquillement : mon intelligence est plus nette et plus éveillée que jamais, mon jugement intact, ma mémoire solide, mon cœur plein d'affection, et ma voix, basse jadis, est devenue plus haute et plus sonore : aussi, au lieu de dire comme autrefois mes oraisons à voix basse, je les chante aujourd'hui matin et soir à voix haute.* »

Dans un autre passage, il dit avoir encore toutes ses dents intactes...

La carrière de 99 ans, fournie par Cornaro, a certainement ses péripéties mystérieuses. Doit-on l'admettre dans le sérieux qu'il lui donne et accepter toutes ses instructions ?... Incontestablement, sa longévité fut la conséquence de la diététique alimentaire qu'il sut s'imposer ; mais on peut se demander si son enthousiasme pour les résultats qu'il obtint ne l'ont pas entraîné sur quelques points à l'exagération de sa doctrine.

Cornaro n'établit ses principes d'alimentation que sur deux bases bien précises : la *quantité* et la *qualité* des aliments. Il insiste sur ces deux points ; il en fait son article de foi. Mais, dans l'application à son régime personnel, la quantité domine tout particulièrement son attention, puisqu'il pèse sa nourriture et qu'il attribue, à l'infraction de cette règle, la rechute grave qu'il a subie à l'âge de 75 ans.

Il eut dû se dire, à cette occasion, que la règle rigoureusement uniforme qu'il suivait depuis l'âge de 35 ans, avait dû créer pour son estomac des habitudes dont il ne pouvait se départir sans inconvénient. Et, d'un autre côté, il eut dû comprendre que cette uniformité ne pouvait amener que des accidents à la moindre occasion qui l'enfreindrait.

Fixer la règle de *quantité*, comme Cornaro le faisait pour lui-même, serait un assujettissement erroné que la sobriété n'exige pas. Quant au principe de *qualité*, il est tout-à-fait incertain ; et, sauf quelques dispositions qui lui sont personnelles, Cornaro ne précise rien.

Dans les états qu'il donne de son régime habituel, on peut s'étonner de voir que les légumes, les fruits, le lait et l'eau elle-même n'y figurent pas. Il dit, à ce sujet, que l'eau altérée par quelque préparation et dénuée de la vertu du vin lui est défavorable... Dans la première partie de son Livre, il en élimine aussi le poisson ; ce n'est que dans son complément qu'il admet à sa table le brochet et la dorade. Quant au vin, c'est pour lui le lait des vieillards ; et il ne déroge pas à la règle de 14 onces par jour.

Sur ce dernier point, il subit une disposition bien étrange : c'est que son estomac ne supporte pas les vins vieux. Il lui faut des vins âpres et crûs ; et, tous les ans il a à souffrir, en juillet et en août, jusqu'à l'arrivée des vins nouveaux de septembre... Sous beaucoup de rapports on pourrait voir dans Cornaro un être à part dans notre humanité.

Sans doute, c'est en vue de sa physiologie personnelle qu'il ne prescrit pas à tout le monde le régime qu'il s'est imposé. Loin de là ; il exhorte chacun à l'adapter à son propre tempérament. Que l'on se conforme, dit-il, aux deux règles de la quantité et de la qualité ; que l'on reste plutôt sur son appétit... et, tout ira bien...

Plus on étudie ce double problème de la quantité et de la qualité dans l'alimentation et plus on reconnaît l'impossibilité de lui attribuer des lois fixes. Les questions de tempérament, d'idiosyncrasie, y ont le plus grand rôle. Viennent ensuite les conditions, non facultatives, d'une vie très renfermée, ou des exigences professionnelles. En un mot, pour satisfaire à ces conditions de quantité et de choix dans les aliments, sans infraction à la règle, il faut être en possession absolue de soi-même, c'est-à-dire avoir rompu complètement avec les rapports sociaux, soit bénévolement, soit par le despotisme de la vieillesse.

Cette question est fort abstruse : à chacun de la résoudre suivant ses moyens.

Les principes de Cornaro sur la sobriété alimentaire s'adressent à tous les âges, au-dessus de l'enfance ; mais c'est surtout l'âge mûr, aspirant à la vieillesse qu'il tend à éclairer. Son ambition est aussi la nôtre ; et, pour nous identifier avec lui sur ce point, nous concluons par une citation de son Livre qui résume parfaitement la question :

« — Dans sa jeunesse, l'homme obéit moins à sa raison qu'il ne se laisse entrainer par les sens ; mais vers l'âge de 40 ou 50 ans, il doit savoir que s'il est arrivé à la moitié de la vie, grâce à la jeunesse et à un estomac vigoureux, ces dons naturels qui l'ont aidé à gravir ce versant de l'âge, il lui faut descendre l'autre versant qui aboutit à la mort, avec la défaveur de la vieillesse. De là, nécessité de changer de régime pour le manger et le boire, d'où dépend la santé et la durée de la vie ; et comme la première moitié de la vie a été toute sensuelle et désordonnée, la seconde moitié doit être soumise à la raison et à la règle, parce que sans règle rien ne se peut conserver, et la vie de l'homme moins que toute autre chose » (1).

IDIOSYNCRASIES

Ce grand mot, tiré du Grec, a sa place obligée dans la question du régime alimentaire. Il représente la condition physiologique d'après laquelle quelques individus ont une disposition anormale à recevoir l'impression des agents extérieurs sur l'un ou l'autre de leurs appareils organiques.

L'Idiosyncrasie constitue par elle-même des exceptions. Elle n'a pas de signes particuliers ; elle ne peut s'affirmer que par l'individualité qui la subit. De là des déceptions pour le médecin impuissant à la deviner.

C'est surtout dans la question du régime alimentaire que les contradictions peuvent se produire entre le malade et son médecin. Celui-ci ne pouvant prévoir des anomalies dépourvues d'indications, il adviendra souvent que son

---

(1) L'œuvre de Cornaro sur la sobriété a été traduite de l'Italien par *M. Ch. Meaux Saint-Marc.*

Elle fait suite à l'*Ecole de Salerne*, éditée par *J.-B. Baillière et fils*, 1861.

malade lui oppose : mais, monsieur, ce que vous me défendez est ce qui me réussit le mieux, et, d'un autre côté, ce que vous me recommandez ne me va pas du tout.

Le tempérament de *Cornaro* rentrait dans ces dispositions. Nous avons vu son estomac s'accommoder du vin nouveau, tandis que le vin vieux, d'un an, lui est nuisible ; et, par une disposition bizarre, il ne supporte aucun vin dans les mois de juillet et d'août.

Un point remarquable aussi dans la diététique de *Cornaro*, c'est qu'il ne dise rien, absolument rien, du Lait ni des Légumes. Nous devons supposer que le fait de cette élimination se reliait aussi à son idiosyncrasie, car le régime lacté a été, de tout temps, et est encore aujourd'hui d'une grande ressource contre la gastrite et autres affections de l'estomac.

N'y a-t-il pas lieu de s'étonner en le voyant proscrire aussi de son alimentation le melon et les fruits, en général ?... Sans doute, le melon aboutit à l'indigestion intestinale pour beaucoup de personnes qui en mangent trop... et, c'est ici l'occasion d'insister sur le principe de la *quantité* qu'il a posé comme règle de sa diététique alimentaire... Quant aux fruits, on peut dire que la nature les destine spécialement à l'homme, à son acolyte Simien, à quelques mammifères forestiers et aux oiseaux qui, pour les cerises et les raisins se mettent de la partie. Et, l'homme a encore l'avantage de savoir changer les fruits en confitures si, par extraordinaire, la crudité ne va pas à son estomac. A ce titre, les conserves de tant de sortes feront toujours la joie et la ressource des familles.

Les idiosyncrasies se constatent et ne s'expliquent guère. L'antipathie de *Cornaro* pour le vin, dans les mois de juillet et d'août, ne trouverait-elle pas sa raison d'être dans la température surélevée de ces deux mois de l'été ? Cette considération lui échappe complètement. Il a pour idée fixe l'âge du vin et ne cherche pas à mettre en cause la transition de chaleur de juin à juillet. En nous disant que les vins âpres, nouveaux, vont mieux à son estomac que les vins adoucis par l'âge, il ne tient pas compte de cette transition.

Ce qui nous étonne dans la diététique de *Cornaro*, c'est qu'il en tienne l'eau à l'écart. Et, ici, il ne s'agit plus d'une idiosyncrasie... — « Je ne sais que boire, dit-il, car l'eau altérée par quelque préparation et dénuée de la vertu du vin m'est défavorable. »

L'eau, *altérée par quelque préparation*, est un texte difficile à comprendre... Se serait-il passé, à la résidence de Cornaro, ce que nous avons dû subir dans notre localité. Nous y avions, de temps immémorial, d'excellentes eaux de sources. Eh bien ! avec l'approbation du comité consultatif d'hygiène, l'administration locale a pollué ces eaux par leur mélange aux eaux de la vallée de la Meuse !

L'idiosyncrasie de l'estomac est comparable à ce que sont, pour le monde moral, les sympathies et les antipathies. S'il peut arriver qu'une personne vous déplaise à première vue, sans que vous puissiez en donner les motifs, de même les estomacs ne s'accommodent pas toujours d'une alimentation qui rentre dans le goût général.

L'estomac de l'une de mes clientes n'a jamais pu supporter la soupe du pot au feu, cette grande ressource de la classe ouvrière et de la petite bourgeoisie. Son père, voyant dans ce fait de la fantaisie, mit toutes ses rigueurs à la combattre : il perdit son temps... Aujourd'hui, cette personne, plus qu'adulte, a le même dégoût de la soupe au pain, tandis que son estomac accueille volontiers des potages gras au riz, à la semoule, etc.

Les idiosyncrasies ont dérouté et dérouteront bien des fois la médecine et les médecins. Et, c'est encore en Thérapeutique, c'est-à-dire dans l'administration des remèdes que notre science a le plus de mécomptes à subir.

2e PARTIE — VÉGÉTARISME

La sobriété a eu de tout temps ses prédicateurs plus ou moins écoutés. Elle a pu faire École à certaines époques; mais l'intempérance, si elle n'est pas d'ordinaire posée en système, a aussi ses partisans. Aujourd'hui, sobriété et végétarisme se donnent la main pour réagir sur l'intempérance.

Le végétarisme, bien loin de ne représenter qu'une spécialité nous semble appelé à constituer une doctrine. Peut-être ce sujet, de haute portée, a-t-il donné lieu à quelque œuvre didactique ?... Pour nous, dans notre isolement de petite ville et notre retraite sénile, le Journalisme seul en a touché la corde. C'est quelque chose déjà de pouvoir en parler *ex professo.*

Ce qui fournit, avant tout, un puissant argument pour le végétarisme, c'est qu'il concorde à la physiologie de notre espèce humaine. Si l'homme, par son organisation buccale se trouve classé parmi les omnivores, la faiblesse de ses dents canines et la supériorité de ses molaires démontrent qu'il est plus appelé à broyer des végétaux, des fruits, des graines, qu'à mastiquer des viandes.

Le végétarisme représente-t-il des principes conçus par les hygiénistes de l'époque moderne ?... Ou bien, trouve-t-on, dans le passé, des règles établies qui excluent les viandes de l'alimentation humaine ?

En remontant à *Pythagore* on pourrait voir dans sa doctrine une donnée de ce principe ; mais, il est évident que dans son spiritualisme, et en considération de la métempsicose qu'il professait, *Pythagore* visait exclusivement les âmes dont il dotait tous les êtres animés... Cependant *Diogène Laerce* conteste cette dernière vue qui n'est pour lui qu'un conte fabuleux. — « Ce qu'il y a de vrai, dit-il, c'est que Pythagore recommandait l'abstinence de toute viande, afin que les hommes s'accoutumassent à une manière de vivre plus commode, qu'ils se contentassent d'aliments sans apprêt, qu'ils s'accommodassent de mets qui n'eussent pas besoin de passer par le feu, et qu'ils apprissent à étancher leur soif en ne buvant que de l'eau claire. Il insistait d'autant plus sur la nécessité de sustenter le corps de cette manière, qu'elle contribue à lui donner de la santé et à aiguiser l'esprit. — » (*)

Dans le parcours de l'histoire de l'humanité, si l'on rencontre quelques Écoles de sobriété

(*) *Diogène Laerce,* traduction *Lefèvre.*

il faut atteindre l'ère chrétienne pour voir les viandes proscrites dans presque la moitié de l'année courante — 46 jours de *Carême* — 92 jours de *Samedis* et *Vendredis* — 12 jours de *Quatre-temps* auxquels il faut adjoindre les jours de *Vigile*, veille de certains jours de Fêtes... — Total 150 jours, plus les jours de *Vigile*... Ajoutons que, dans beaucoup de cas, le jeûne se joignait à l'abstinence des viandes. Et, rien ne démontre que la validité des générations en ait pâti... Il y aurait plutôt à se demander si la moralité publique n'a pas perdu au relâchement de cette coutume ?

Sans doute, dans le bref des Papes il faut voir, en ce qui concerne le Carême, une expiation de la mort du *Christ*; et, sans doute aussi, un correctif aux saturnales des jours gras... Sauf quelques cas d'impénitence finale, les abus de l'intempérance ramèneront toujours aux principes de la modération et de la sagesse.

Etablir qu'il faut, absolument, proscrire toutes les viandes de l'alimentation, constitue, à notre sens, une doctrine exagérée. La nature, par l'organisation dentaire et l'appareil gastro-intestinal qu'elle a attribués à l'homme, a institué un type moyen entre les carnivores et les herbivores : elle en a fait un omniphage. Et, en effet, l'homme s'accommode, peu ou prou, de ce qui est mangeable. Si les autres animaux ont pour eux l'instinct qui les guide et les trompe rarement, l'homme a pour lui la raison, faculté plus sérieuse mais trop souvent impuissante à le détourner de l'intempérance. Les animaux ont sur l'homme cet avantage que leurs appétences, à l'état sauvage surtout, ressortissent aux lois de la nature, tandis que l'homme, livré aux entraînements de la civilisation, adopte aveuglément tous les produits qu'elle rafine.

L'homme, cependant, conserve encore quelque reste de son instinct originel. Il a, à côté de ses goûts ses aversions, et l'expérience lui apprend à les régler. Qu'il ne craigne pas de s'affaiblir par un régime végétarien, si ce régime s'approprie à ses organes digestifs. Cette diététique, bien rationnée en solides et en liquides, fera sa santé et assurera sa longévité.

Nos conclusions sur le régime alimentaire ressortent des considérations précédentes : elles n'ont rien d'exclusif ni d'absolu ; elles sont éclectiques. Les idiosyncrasies, les tempéraments établiront des exceptions... Dans tous les cas, la règle de *quantité*, comme celle de *qualité*, est remise au jugement et à la raison des intéressés.

LA GOURMANDISE

La gourmandise, au sens physiologique, est la résultante des impressions agréables produites par les agents extérieurs sur les appareils du goût et de l'olfaction. Les papilles de la langue et les muqueuses buccale et nasale en sont les organes d'appel ; elle a pour siège l'estomac.

Quels que soient les rafinements de la cuisine, les substances végétales se prêteront moins que les viandes à la séduction. Sachons donc éviter le piège en donnant aux premières la plus grande part, si ce n'est une part absolue dans l'alimentation.

La nature nous fournit sur ce point des indications précises si l'on se reporte à la denture des animaux. A ceux qui sont appelés à ne vivre que de chairs elle a donné des dents canines, des crocs propres à dilacérer muscles, tendons, cartilages, instituant ainsi la classe des carnivores... Les herbivores n'ont eu besoin que de dents incisives et de grosses molaires ou meulières... Quant à l'homme qui devait être omnivore, si elle lui a accordé des petites canines et des petites molaires bicuspides, elle l'a fait plus riche en incisives et en grosses molaires.

Les vues de la nature sont inscrites dans ces dispositions : l'homme est carnivore par la moindre partie de sa denture; mais, la prééminence des incisives et et des molaires en fait surtout un végétarien.

En ce qui concerne les boissons, l'hygiène se résume, pour nous, en cette formule qui fait axiome : — Autant les raisins, à l'état de maturité, rentrent dans notre hygiène alimentaire, autantles liquides qui résultent de leur fermentation sont nuisibles. — Ce n'est pas la nature, c'est l'industrie qui a conduit l'homme à soutirer des fruits les alcools de tant de sortes, funestes aux cerveaux et aux estomacs... Le mal est fait : les vins *généreux* sont en grande vogue ; et, généralement, plus un vin est alcoolique plus il est estimé.

Si nos conseils pour atteindre à la longévité ne s'adressaient pas à des sourds, l'homme sage n'admettrait à sa table que des vins coupés par au moins moitié d'eau. Pour quelques-uns, le fumet s'en conserverait encore !...

Et, d'ailleurs, est-il bien dans les vues de la nature que l'homme boive en même temps qu'il mange ? Boire en mangeant, c'est-à-dire entre les diverses parties d'un repas, est une coutume non raisonnée, fruit de la gourmandise... Dans la classe des mammifères, aucun animal, soit à l'état de domesticité, soit à l'état libre, ne boit en mangeant. Le singe lui-même, cet arrière petit cousin de l'homme, fait-il exception ?. . Les renseignements sur ce point nous font défaut : mais, comme le singe a, aussi bien que l'homme des papilles gourmandes nous ne sèrions pas surpris de le voir accepter un petit verre de Malaga entre les fruits et les gâteaux qu'il savoure.

L'homme fait plus encore ; après avoir abusé de vins trop généreux, il lui faut, en plus, du café, des liqueurs, comble de la gourmandise !

Les constitutions les plus fortes ne résistent pas à un pareil régime qui conduit forcément à la goutte, à l'apoplexie, aux maladies de cœur ou de l'estomac.

Pourquoi faut-il que la civilisation, si admirable en tant d'autres résultats, tende à abréger la vie de l'homme et qu'elle ne soit, pour l'alimentation, qu'une sirène aux attraits perfides.

La gourmandise entraine forcément à la surcharge de l'appareil digestif. Elle a pour conséquence individuelle un état de torpeur pour les uns, de surexcitation pour les autres, et, en tous cas, un trouble profond des systèmes sanguins et nerveux. On comprend que ces états répétés usent vite la machine humaine et hâtent sa dislocation.

3e PARTIE — LE PASSÉ & LE PRÉSENT

AU POINT DE VUE DE L'HYGIÈNE ALIMENTAIRE

Dans la comparaison du présent au passé, si l'immixtion des produits exotiques aux produits naturels d'une région déterminée, se montre favorable à la *quantité*, elle ne l'est pas toujours à la *qualité*.

Sans doute, cette thèse trop généralisée pourrait rencontrer des contradicteurs. Nous ne l'établissons que sur des faits, déroulés sous nos yeux, à partir de notre adolescence où les allures de ce monde pouvaient déjà nous intéresser.

En ce qui concerne les produits végétariens, nous les excluons de la question, attendu que les améliorations des produits horticoles et agricoles, aussi bien que celles des importations étrangères, se justifient tous les jours par l'expérience. Mais, la question des viandes se présente sous un aspect bien différent. Ici, les conséquences de la civilisation, et surtout les nouveaux moyens de transport, de Nation à Nation, de Province à Province, dénaturent tout.

Pour la Boucherie, nos petites vaches *Lorraines*, nos petits veaux, ont été remplacés par les énormes pièces de race Durham, d'une prestance superbe, sans doute, mais moins sapides au pot au feu et à la casserole.

A la place de nos moutons rondelets, aux côtelettes et aux gigots si tendres, si savoureux, nous avons des moutons d'Allemagne ou d'Algérie, aux corps allongés et osseux, amaigris par le surmenage. Nos fermiers, découragés par cette concurrence, ont renoncé, pour la plupart, à élever des moutons.

Nous arrivons à une question plus capitale encore pour notre pays, signalé autrefois pour les qualités de sa Charcuterie.

En ce temps là, on ne connaissait en *Lorraine* que le porc blanc, à la forme allongée et haut sur pieds. Cette espèce demandait 8 à 10 mois, au minimum, pour son engraissement. Les qualités de son lard, de ses jambons, de ses chairs hachées mises en saucissons, avaient leur renommée... L'installation des français au Tonkin fut sa perte. On rapporta de ce pays une espèce bien plus avantageuse pour la spéculation commerciale. Cette espèce, trapue, fournissant un porc gras, achevé au bout de 4 à 6 mois, devait l'emporter sur le porc blanc... Et, c'est pourquoi, aujourd'hui, dans notre pays, le lard n'est plus qu'une masse graisseuse, sans saveur; et pourquoi, aussi, les jambons, saucissons, boudins, andouillettes, pieds de porcs, ont perdu leur réputation.

Si de l'écurie nous passons au poulailler, nous aurons à regretter aussi de voir la grosse poule *Cochinchinoise* tendre à supplanter notre petite espèce originelle. Ici, comme en tant d'autres choses, c'est encore la *quantité* qui l'emporte sur la *qualité*... Et les gourmets tâchent d'y faire bon ordre.

Enfin, si nous quittons la terre pour une promenade sur l'eau, nous aurons à constater, encore une fois, combien l'Industrie et le Commerce, ces deux principaux fondements de notre état social, après l'Agriculture, sont capables de jeter la perturbation dans nos habitudes alimentaires.

Autrefois, le poisson de la Meuse avait sa réputation bien établie; ses Brochets, Barbeaux, Anguilles, figuraient avec honneur sur les tables les plus gourmandes. Aujourd'hui, la jonction du Canal de la Marne au Rhin à la Meuse, est venue gâter tout... Et, les écrevisses... les Ecrevisses de la Meuse !... y ont trouvé leur fin.

Ah ! *Le bon vieux temps* que le temps de

ma jeunesse ! Ce n'est pas toujours sans raison que le vieillard rabâche sur le passé...

Mais, dira-t-on, si la perte en qualité se compense par la quantité, où est le mal ?... Les gourmets seuls peuvent y perdre, et vous prêchez ici pour la gourmandise... — Nous laissons ce sujet à débattre entre les gourmets et les gros mangeurs... Les végétariens, eux, restent neutres dans la question des viandes, et n'ont qu'à sourire au progrès de l'horticulture et de l'agriculture.

Dans notre état social, les changements, pour ne pas dire les révolutions, s'ils profitent à quelques classes, sont défavorables à d'autres. C'est la roue du destin qui tourne pour les individualités comme pour les aggrégations d'hommes. Et, c'est pourquoi, s'il est permis de comparer les petites choses aux grandes, il faut voir, dans le détriment que notre Meuse a subi, une particularité, une exception.

La double question du Lait et du Pain que nous abordons est d'une tout autre portée. Intéressant l'ensemble de l'humanité, elle a été et restera toujours la base principale de l'alimentation. A ce titre, et au point de vue de la qualité, elle doit compter sur la surveillance incessante de l'administration.

Ce sujet nous ayant préoccupé d'ancienne date, nous reproduisons ici deux fragments de notre *Etude sur trois causes principales de la dépopulation en France...* Brochure comprise dans nos *Miscellanées Littéraires et Scientifiques*.

LE LAIT

Dans mon jeune âge, le lait, dans toutes les conditions sociales, faisait la principale base de l'alimentation, Alors, le café, le chocolat, le sucre, étaient de haut luxe pour de rares privilégiés.

Le sucre de betterave était à l'étude; et, le blocus continental empêchant l'introduction en France des produits coloniaux, le sucre s'élevait alors au prix de 3 et 4 francs la livre.

Pour les enfants et pour le plus grand nombre des adolescents, la soupe au lait, relevée d'un peu de sel, constituait le premier repas du matin. Pour quelques-uns ce n'était même, trop souvent, que le caséum du lait, le fromage blanc, étendu sur le pain et saupoudré de sel et de poivre.

Au repas de midi, la classe ouvrière ne connaissait guère la viande de boucherie qu'aux jours de fêtes. La soupe au lard et autres salaisons de charcuterie, les œufs, les légumes, quelquefois le poisson, fournissaient d'ordinaire au repas principal. Et souvent, le repas du soir n'était qu'une répétition du laitage salé, en bouillie de farine, de pommes de terre, avec les fruits et la salade pour dessert.

Le tonifiant d'alors était le vin du pays, abondant et à bon marché. Les adultes seuls connaissaient l'eau-de-vie.

Pour les jeunes gens le lait était toujours un régal. Mon père, mort à 87 ans, m'a raconté plus d'une fois, en comparaison des mœurs nouvelles, qu'à l'âge de 15 à 16 ans, le sou qu'il obtenait le dimanche, pour ses menus plaisirs, était consacré à une grande tasse de lait, pris chez la laitière de la rue. Il y allait faire bombance avec des adolescents de son âge ayant, comme lui, le sou en poche.

Que les temps sont changés ! Et, en ce temps là on ne connaissait guère l'anémie... Et le cas d'un poitrinaire intéressait toute la ville.

Aujourd'hui, les différentes classes n'usent guère du lait que pour le repas du matin. Et encore on le dénature avec le café ou le chocolat.

Quand on considère les résultats si avantageux du régime lacté dans beaucoup de maladies ; quand l'expérience tend à démontrer que le sel ajoute encore aux propriétés nutritives du lait, on est porté à se demander si ces coutumes de nos pères n'avaient pas leurs raisons pratiques consacrées par l'expérience.

N'est-il pas déplorable que, même pour la première enfance, les altérations du lait par des substances tanniques, le café et la chicorée, ayent généralement lieu ?

Il est tellement de mode aujourd'hui de recommander les viandes rôties, ou même crues, contre la faiblesse anémique, que le public ne voit plus dans le lait qu'un aliment débilitant au premier chef.

Et les ferrugineux ! Et les toniques de tant de sortes ! Quelle exploitation !... Quel abus n'en fait-on pas ?

Assez, assez de ces moyens factices !... Revenons à la nature, faisons plus d'hygiène ; il s'en suivra moins de thérapeutique... Que les reconstituants médicamenteux, s'il en faut absolument, soyent les adjuvants du lait et qu'ils n'ayent pas la prétention d'annihiler ses qualités primordiales.

Le campagnard, jusqu'à présent, échappe à l'anémie et à la phtisie mieux que l'habitant des villes. Sa vie au grand air, ses exercices musculaires qu'aucune saison ne suspend, sont pour lui des correctifs puissants aux défectuosités du régime alimentaire. Aujourd'hui encore il a le lait en abondance. Pourquoi faut-il qu'il ait appris à dédaigner ce bienfait de la vie des champs et qu'il soit porté à l'aliéner au profit du commerce... Faire avec le lait de la crème et du beurre, cela s'est vu de tout temps, et ces deux produits n'ont rien, dans leurs usages, qui ne soit favorable à l'hygiène. Mais, transformer le lait en fromages de tant de sortes, en produits fermentés dont la digestion stomacale n'a pas toujours à se louer, quoi qu'en ait dit Brillat Savarin l'aimable fantaisiste, voilà l'inconvénient, voilà l'abus.

Le campagnard est entré, comme le citadin, dans l'hérésie de la viande : il est convaincu qu'elle seule donne des forces et qu'il faut laisser le lait aux malades. Il a vu ses ancêtres trouver dans cet aliment si naturel leurs forces et leur santé ; mais il a goûté aux produits de la civilisation, au café aromatique, aux ragouts de viandes épicées... Le lait lui parait bien fade !

Quand la spéculation commerciale aura absorbé le lait des campagnes, quand l'industrialisme aura fait des filles des champs des brodeuses et des couturières, comme on en voit déjà trop, le sort de nos populations rurales approchera de celui de l'habitant des villes. Les conseils de révision, pour le service militaire, n'ont-ils pas à constater, tous les ans, la déchéance physique des uns et des autres ?

Il y a plus d'un siècle, Fréd. Hoffmann affirmait : — « *Que les Suisses, qui font leurs délices du lait, lui devaient la force et les avantages physiques qu'aucun autre peuple ne surpassait.* » —

Toutes les considérations rétrospectives signalent donc le lait comme l'aliment providentiel nécessaire et indispensable à l'homme dans toutes les conditions de sa vie, mais surtout dans son enfance et son adolescence... Ce qui n'empêchera pas les amateurs de la haute cuisine de sourire à cette donnée qui leur semblera pastorale et sentimentale, plutôt que sérieuse. . N'est-on pas arrivé, aujourd'hui, à placer les principales ressources de l'organisme dans les viandes, avec les toniques et les ferrugineux pour auxiliaires !

Que ceux qui ont foi, avant tout, dans les analyses chimiques veulent bien donner attention à la composition du lait. Ils le verront riche en la plupart des principes de la viande et plus riche qu'elle en albumine, en principes azotés, en phosphates.

— « *De même que l'œuf, dit M. le docteur* Debove (*), *le lait peut être pris comme le type de l'aliment complet, puisqu'il renferme à la fois des matières azotées et des matières non azotées.* » —

On sait tout le bruit que les phosphates opèrent, depuis quelque temps, dans le monde de la pharmacie — Phosphate de soude — Lacto et Chloridro-Phosphate de chaux, etc... Tout cela se vend en boites ou en flacons, à des prix peu abordables aux petites bourses. Eh bien, tous ces principes se trouvent dans le lait; la nature elle-même les y a dosés et associés à des principes de seconde classe que l'art ne saurait imiter.

Un fait remarquable dans la question, c'est le grand rôle que le lait joue, depuis quelques années, dans la thérapeutique médicale, rôle qui s'étend tous les jours.

Pour ne parler que du traitement de l'albuminurie, n'en est-il pas le moyen indispensable ?... On sait combien cette affection est fréquente de nos jours, et comme elle est devenue la complication, presque inévitable, des épidémies de scarlatine. Il serait donc très

(*) Du régime lacté dans les maladies.

intéressant de rechercher si, dans les épidémies des époques où l'usage du lait était généralisé, comme au siècle dernier, cette complication de la scarlatine s'observait aussi fréquemment qu'aujourd'hui.

Puisque le lait est devenu un moyen de guérison aussi sérieux que puissant dans beaucoup de cas pathologiques, n'y a-t-il pas lieu de voir une aberration complète de la raison dans les goûts et les coutumes qui, depuis plusieurs années, l'éloignent de l'alimentation, surtout pour la classe ouvrière.

LE PAIN

Le pain qu'ont mangé nos pères resssemblait-il à celui de nos jours ?

Pour répondre à cette question reportons-nous aux coutumes dont nous avons été témoin dans nos premières années. Les différences ressortiront d'elles-mêmes.

Il y a 70 ans, notre petite localité, lancée à peine dans les progrès du siècle nouveau, et conservant encore une partie des habitudes du siècle précédent, comptait trois boulangers. Alors, le four *banal* survivait dans quelques quartiers, et bien des familles avaient leur four domestique. Les bourgeois et les ouvriers achetaient leur blé, le faisaient moudre à leur fantaisie au moulin public; ils laissaient mêlé à la farine tout le petit son, et quelques-uns une partie du gros. Le boulanger, qui cuisait aussi pour le public, n'étant pas intéressé dans la question du poids, le pain sortait des fours avec une croûte épaisse indice d'une bonne cuisson intérieure.

Voilà ce qu'on appelait alors le pain de *ménage*, doué d'une saveur qu'il conservait encore après cinq et six jours de cuisson.

Si ce pain était moins agréable à l'œil que celui d'aujourd'hui, il l'était plus au goût et à l'estomac. Les farines secondes qui, après le blutage, n'avaient pas été séparées des premières, le rendaient plus nourrissant et plus favorable à la digestion stomacale et intestinale.

L'expérience du passé autorise à admettre que ce pain, par ses éléments, comportait des qualités plus reconstituantes. Les analyses modernes tendent à le démontrer en rangeant le son au nombre des principes les plus azotés.

Aujourd'hui, par le fait de la multiplication indéfinie des moulins de commerce, les populations sont condamnées à un système de panification où le son se trouve complètement éliminé. Toutes les faveurs sont pour les farines premières : les secondes restent dédaignées parce qu'elles feraient un pain bis. La blancheur, voilà la qualité que l'on recherche dans le pain. Et l'on dédaignerait, pour sa couleur, le pain de ménage d'autrefois.

Nos trois boulangers d'il y a 70 ans végétaient dans leur petit commerce et parvenaient difficilement à mener à bien leurs affaires. Aujourd'hui les fours publics et les fours domestiques ont disparu ; notre localité compte huit boulangers qui tous s'enrichissent. C'est qu'aujourd'hui la campagne elle-même s'approvisionne à la ville du beau pain blanc qui ressemble à du gâteau.

Voulez-vous, dira-t-on, arriver par ces comparaisons à ranger le pain actuel au nombre des causes de l'anémie ?

Nous voyons depuis quelque temps dans les grandes villes des spécialistes en boulangerie fabriquer, à l'instigation des médecins, des pains de son et de gluten pour les albuminuriques et les diabétiques. Nous serions étonné qu'on n'en reconnût pas l'utilité pour d'autres maladies.

Si l'on considère, d'une part, que pour le traitement du diabète il est de règle stricte de nourrir les malades de pain de son, de proscrire tous les féculents et surtout le pain ordinaire; que, d'autre part, dans le système de panification moderne la prédominance du principe féculent, qui n'a plus le son pour correctif, a dû contribuer à rendre le diabète plus fréquent, ne serait-il pas plus logique de revenir à la farine munie de tous les éléments du blé, moins les gros sons ? On ferait ainsi de l'hygiène au détriment de la thérapeutique (*).

Loin de là, les farines actuelles du commerce se lieraient si mal à l'eau dans le brassage de la pâte, que la meunerie est obligée, pour y remédier, d'y mêler de la farine de féverolles. Et la boulangerie, pour ménager ses bras et ses poumons, recourt à des moyens fermentatifs d'une salubrité plus que douteuse.

Il est positif qu'on n'entend plus les Boulangers brasser le Pain comme ils le faisaient autrefois.

S'il faut en croire certain dire, le carbonate d'ammoniaque, par ses propriétés effervescentes, suppléerait au travail des bras. Ce procédé artificiel serait passé de la Pâtisserie à la Boulangerie. Il y a déjà longtemps que,

(*) M. *Mège-Mouriès*, a démontré pratiquement que la coloration bise du pain ne venait pas du son mais bien de la *céréaline*, l'un des principes du froment.

Il est fort regrettable que des raisons économiques, seules, aient empêché la vulgarisation du procédé de panification de M. *Mège-Mouriès*, procédé qui donnerait satisfaction à l'œil, au goût et à l'hygiène.

pour certains pâtissiers, il remplace le blanc d'œufs dans la fabrication de l'échaudé.

Les écarts de l'industrialisme sont à jour... Et les pains de son, comme moyen hygiénique, ont pris vogue en Angleterre !

La question de l'utilité du son dans le pain a été controversée, nous le savons. *Parmentier* la niait absolument; et si, en des temps plus rapprochés de nous, M. *Millon* est venu la reprendre pour l'affirmer, les conclusions contraires de M. *Poggiale* semblent l'avoir tranchée définitivement. Nous laisserons de côté les savantes analyses sur lesquelles se sont basées toutes ces discussions. L'expérience du passé reste pour nous avec toute sa valeur à à l'encontre des théories.

C'est en 1792 que l'assemblée nationale décréta : que le blutage du son, pour le pain du soldat, aurait lieu dans la proportion de 15 livres de son par quintal de froment. Après des variations nécessitées par l'état des subsistances et les évènements de cette période si agitée, ce ne fut qu'en 1823 qu'il fut établi que le pain de munition se ferait avec de la farine de pur froment, blutée à 10 0/0. En 1846, le blutage fut porté à 15 0/0.

— « Dans les boulangeries civiles, le mouvement, dit M. le docteur *Violet*, (*) avait été plus rapide; le taux d'extraction ne s'était pas arrêté à 20 0/0, et depuis longtemps déjà la farine blutée à 30 0/0 forme la base de l'alimentation parisienne. » —

En province, dans les petites localités, cette révolution dans la nature du pain n'a pas été si instantanée; mais aujourd'hui quelques villages, d'une faible population et trop éloignés des villes, sont les seuls où l'on pourrait goûter encore du pain contenant du son.

Oui, aujourd'hui, et depuis 15 ou 20 ans, tout le monde, à peu près, mange du pain blanc de pur froment et de farines blutées à 30 0/0. Mais quel tableau si satisfaisant voit-on ressortir de cette ère nouvelle ? Nos modernes populations en sont-elles plus valides que celles d'il y a 90 ans ?

Si nous remontons au siècle dernier, est-ce que les Français du temps de Louis XVI, est-ce que les soldats de la première République étaient en face de leurs ennemis inférieurs en vigueur et en énergie !

Le général LAMARQUE attribuait aux armées du premier Empire leur supériorité dans les marches forcées, à ce que le pain constituait

(*) Du pain, Thèse pour le doctorat, 1876.

leur principale nourriture; justifiant ainsi l'axiome que FRÉD. HOFFMANN formulait au siècle dernier : *Plus alimenti est in pane quam in alio cibo.*

Aujourd'hui nos soldats ont plus de viande et un pain plus satisfaisant à l'œil. Leur constitution en est-elle plus solide ?

Et quand les différentes classes de la société, la classe ouvrière aussi bien que les autres, sont appelées à *bénéficier* du même régime, où faudra-t-il chercher les causes de cette anémie qui se généralise sous nos yeux ?

Aux siècles précédents, c'était un axiome pour les savants et pour le vulgaire : que le pain fait beaucoup de sang. Actuellement tout le monde est à la viande et au pain blanc... Et l'humanité blêmit.

Aussi bien, beaucoup de nos travailleurs des campagnes commencent à reconnaitre que le pain des boulangers est loin de les fortifier comme le faisait le pain de ménage d'autrefois.

Donc, si les théories disent oui pour le pain fabriqué avec des farines blutées à 30 0/0, l'expérience du passé et celle du présent viennent y contredire.

Cette question, prise au sérieux aujoud'hui, a trouvé un puissant appui, au *Petit Journal*. sous la signature *Thomas Grimm*, et aux

Annales Politiques et Littéraires sous celle de M. *Francisque Sarcey*.

On peut espérer que les Comités d'hygiène de la haute administration s'y intéresseront eux-mêmes.

POST-SCRIPTUM (QUASI-POSTHUME)

C'est, sans doute, un point fort délicat de se présenter comme exemple aux autres... La conviction d'être utile peut seule justifier cette exorbitante prétention. Et puis, il ne s'agit ici que de mangeaille !

Parcourant aujourd'hui ma 86e année, j'étais resté, jusqu'à la cinquantaine, exempt de tout état maladif. Dans la période de 50 à 55 ans, je devins sujet à des douleurs rhumatismales affectant exclusivement les membres inférieurs. Ces douleurs, vagues et peu persistantes d'abord, se transformèrent ensuite en accès de goutte articulaire suraiguë, exacte à me revenir tous les ans, au printemps. Ces accès me clouaient au lit, pour quinze jours ou trois semaines, et entraînaient une claudication de plus d'un mois. Ils m'avaient déformé le genou droit et le gros orteil du pied gauche.

J'en étais là, à l'âge de 75 ans, quand la réflexion me porta à chercher dans l'hygiène alimentaire les soulagements que la thérapeutique médicamenteuse ne me fournissait pas. L'heure de la retraite avait sonné pour moi; et, bien que dans mon existence antérieure je n'eusse donné dans aucun excès, je me condamnai à une vie pour ainsi dire ascétique.

Ce qui amena cette résolution fut aussi le mauvais état de mes dents assorties au régime végétarien, vers lequel mes goûts me portaient d'ailleurs.

Je mis aussi, absolument de côté, tous les vins généreux, tous les alcooliques, même le brou de noix, liqueur bourgeoise séduisante pour ma bouche et sympathique à mon estomac. Le petit vin du pays, seul me reste familier; et encore je ne l'admets, à chacun de mes deux repas, que pour un verre, coupé avec autant d'eau.

Eh bien, la goutte que je houspille à mon jardin par un travail des bras et des jambes, m'a planté là pour aller offrir ses bonnes grâces à quelque rentier-gastronome préférant à l'exercice au grand air, la vie renfermée du Cercle ou du Café.

Goutte bien tracassée
Est, dit-on, à demi pansée.

Cet avis de *Jean De Lafontaine* est aussi le mien.

Publication antérieure du Dr F. NIVELET.

MISCELLANÉES Littéraires et Scientifiques.

Médecine — Philosophie — Physiologie Économie Sociale.

1° La Médecine au temps de Molière.

2° Idéalisme et Positivisme.

3° Gall et sa Doctrine.

4° (Étude) sur trois causes de la dépopulation en France :

Malthusianisme — Choléra Infantile Phtisie Pulmonaire.

On lit dans La Science en famille, Janvier 94.

Sous le titre : *Miscellanées littéraires et scientifiques*, M. le Dr F. Nivelet (de Commercy) publie un recueil de pensées et de conseils pratiques touchant à la médecine, à l'hygiène, à la philosophie et à l'économie sociale. M. Francisque Sarcey a récemment recommandé ce livre aux lecteurs du *Petit Journal* dans les termes suivants : « Ce bon vieillard prêche l'hygiène ; il la prêche pour les enfants, pour les adultes, pour tout le monde ; il la prêche avec bonhomie, sans appareil de mots scientifiques. » Ces quelques mots suffisent pour montrer que cet ouvrage sera lu avec intérêt et profit par les chefs et les mères de famille, qui y trouveront d'excellents conseils et des avis toujours étudiés, fruits d'une longue pratique médicale et d'une grande expérience de la vie. (1 volume in-18, 2 fr.) — Expédition franco.